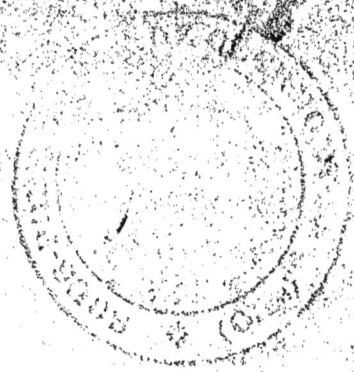

GUIDE PRATIQUE

A L'USAGE DES

SECOURISTES FRANÇAIS

CLERMONT (OISE)

IMPRIMERIE DAIX FRÈRES

3, PLACE SAINT-ANDRÉ, 3

—

1893

GUIDE PRATIQUE

A L'USAGE DES

SECOURISTES FRANÇAIS

PRÉLIMINAIRES

Les indications portées dans ce petit manuel répondent non à une intervention médicale, c'est-à-dire définitive, mais à une intervention d'urgence, c'es -à-dire provisoire.

Le secouriste n'a qu'à aviser au plus pressé et à parer au premier danger. C'est une personne éclairée, mais ce n'est pas un médecin.

Pour que le secouriste rende le maximum de services possible, il faut lui enseigner à agir immédiatement, presque dénué de tout, avec ce que chacun a sous la main : mouchoir, ceinture, canne, etc. Avant de recourir à la boîte de secours qu'il peut avoir à sa disposition, il faut un certain temps ; le secouriste souvent ne pourra pas l'attendre et devra se mettre à l'œuvre.

C'est en partant de ce principe qu'est rédigé le programme détaillé ci-après.

PREMIÈRE & DEUXIÈME LEÇONS

ANATOMIE ET PHYSIOLOGIE

(Squelette, Muscles, Principaux nerfs, Artères, Veines, Organes internes, etc.)

—

Vue d'ensemble du corps humain. Faces : antérieure et postérieure, externe et interne. Définition.

—

PRINCIPALES RÉGIONS : Tronc et Cou. Tête.

———

Tronc : Division en thorax et abdomen. Résistance générale.

Thorax : Face antérieure et postérieure ou dorsale.

Abdomen
- Face antérieure
  - creux épigastrique ;
  - ventre ;
  - bas-ventre ;
- Face postérieure : lombes ;
- Face latérale : flancs.

Cou : Montrer la pomme d'Adam.

Tête : Crâne et face, positions relatives ; limites. Cavités creusées dans la face pour contenir les organes des sens et servir d'entrée aux voies respiratoires et digestives.

Membres supérieurs: Bras et avant-bras ; mains ; épaules ; aisselle ; coude ; poignet.

La main porte cinq doigts :

$$\left.\begin{array}{l}\text{Pouce} \\ \text{Index} \\ \text{Médius} \\ \text{Annulaire} \\ \text{Auriculaire}\end{array}\right\}\begin{array}{l}\text{deux phalanges} \\ \\ \text{trois phalanges}\end{array}\Bigg\}\text{Ongles.}$$

Membres inférieurs: Cuisse ; jambes ; pieds ; hanches ; aine ; genou ; *cou-de-pied* ; pied ; orteils : 5, même disposition que la main.

Peau : Revêtement superficiel. Se continue avec les muqueuses au niveau des orifices naturels ; glandes ; poils et ongles.

Squelette : Ensemble des pièces osseuses et cartilagineuses du corps humain. — Dureté des os (creusés de cavités pleines de moelle). — Colonne vertébrale, formée de cylindres pleins, corps vertébraux munis de prolongements osseux en arrière, enfermant la moelle épinière (ne pas confondre avec la moelle des os) et de prolongements osseux et cartilagineux en avant enfermant les poumons, le cœur et une portion du tube digestif.

L'ensemble des prolongements postérieurs limite le canal rachidien ; il se continue avec les apophyses épineuses que l'on sent sous la peau.

L'ensemble des prolongements antérieurs forme le thorax.

Tête : Crâne ; place occupée par les os superficiels, frontal ; pariétaux ; occipital ; temporaux (oreille).

Face : montrer les cavités ; orbites (yeux) ; fosses

nasales (olfaction, respiration); cavité buccale (gustation, digestion).

Os principaux : Maxillaire supérieur. Os de la pommette ; maxillaire inférieur: le seul mobile de la tête.

Membre supérieur: Rattaché au tronc par l'omoplate et la clavicule. Leur place. Humérus, radius et cubitus. — Mouvements de flexion et d'extension. — Pronation. — Supination. — Main. — Carpe, métacarpe. — Doigts. — Phalanges.

Membre inférieur: Rattaché au tronc par le bassin fixé à la partie inférieure de l'axe vertébral. — Fémur. — Tibia. — Péroné. — Rotule. — Pied. — Tarse. — Métatarse. — Orteils.

Articulations : Ensemble des parties par lesquels les os sont unis entre eux.

Articulations immobiles. — Os du crâne.

Articulations mobiles. — Epaule. — Coude. — Hanches.

Les extrémités osseuses retenues par des ligaments très résistants.— Luxation résultant de leur déchirure. — Entorse.

— Les mouvements facilités par production d'un liquide, Synovie, peu abondante. — Epanchement dans la cavité de la membrane synoviale.

Flexion. — Extension. — Rotation. — Adduction. — Abduction.

Muscles : Chair musculaire. Exemples : Viande de boucherie. — Couleur. — Consistance. — Aponévrose. — Tendon. — Insertions des muscles. — Action des muscles.

Principaux muscles (indiquer simplement leur place).
Diaphragme.

Sterno-mastoïdien.

Grand pectoral. — Grand dorsal. — Muscles abdominaux (sans détails). — Deltoïde. — Biceps et Triceps. — Fléchisseur et extenseur commun. — Fessier. — Psoas. — Iliaque. — Triceps fémoral. — Couturier. — Triceps sural. — Tendon d'Achille.

Système nerveux central : Position de l'encéphale (nommer le cerveau et le cervelet). — Moelle épinière. — Parler des nerfs qui se rendent aux muscles, aux glandes, aux organes des sens.

Nerfs : Cylindres blancs (ils sortent du crâne et du canal rachidien par des trous). — (Signaler au membre supérieur : radial, sa direction ; cubital, id. ; médian, id. ; au membre inférieur : sciatique (névralgie).

Organes des sens : Papilles et corpuscules du tact. — Yeux. — Globe oculaire, cornée, conjonctive et paupières.

Oreilles : (oreille externe seulement) ; muqueuse pituitaire (la signaler) ; muqueuse linguale.

Appareil digestif : Usage de cet appareil. — (Enumération des principales parties, de la bouche à l'anus, puis revenir sur les dents, la langue).

Appareil respiratoire : Usage de cet appareil. — Inspiration. — Expiration. — Larynx, organe de la voix.

Appareil circulatoire : Usage de cet appareil. — Artères ; veines ; capillaire. — Sang, oxygéné, désoxygéné. — Pulsations.

Position du cœur. — Son rôle. — Aorte. — Principales artères superficielles : carotides, temporale ; sous-clavière, humérale, radiale et cubitale. — Arcades palmaires. — Iliaque externe. — Fémorale. — Poplitée. — Tibiale antérieure et postérieure. — Péronière. — Pédicures. — Points où l'on sent battre ces artères.

Appareil urinaire : Reins. — Uretère. — Vessie. — Urèthre. — Urine. (Données très succinctes.)

Appareil reproducteur : (Inutile de parler de l'appareil mâle). Appareil femelle : Utérus (pendant la grossesse). — Dilaté par la présence du fœtus, du liquide amniotique et du placenta ou arrière faix. Le tout devant passer par le vagin et sortir par la vulve.

Description rapide du cordon et du placenta : (ne pas couper avant l'arrivée du médecin). Utilité de l'attente. — Sang gagné ainsi par l'enfant.

TROISIÈME LEÇON

Examen général du malade. — Moyens d'habiller et de déshabiller un blessé. — Fractures. — Luxations et contusions. — Précautions pour le transport des blessés.

Revenir sur l'utilité d'aller chercher le médecin.

Supposer un individu tombé sur la voie publique. — Tâcher de savoir s'il est tombé de lui-même ou s'il a été renversé.

1er CAS. — 1º Peut-il parler? 2º Ne peut-il pas répondre ?

1º *Il est immobile, comme mort* : si la face est pâle, tâcher de le laisser horizontalement. Si la face est rouge, le redresser en l'asseyant.

2º *Des phénomènes extérieurs se présentent* : Des convulsions ; épilepsie ; hystérie (empêcher les chocs) ; une hémorrhagie par les voies naturelles (à étudier ultérieurement).

IIe CAS. — Demander où il souffre. S'il ne répond pas, se comporter comme dans le 1er cas.

Chercher délicatement le point douloureux, au-dessus des vêtements, de façon à ne pas augmenter la souffrance pendant l'arrangement et le transport.

S'il y a hémorrhagie abondante par une plaie, tâcher de l'arrêter par les moyens que nous indiquerons.

Le plus pressé est de conduire le blessé non chez le

marchand de vin, mais à l'endroit où il pourra recevoir des soins. Faire éloigner les personnes inutiles.

1° *Il peut marcher* : Le soutenir en évitant de le heurter ; éviter également un sol inégal.

2° *Il ne peut pas marcher* : Réclamer un brancard, une chaise, ou les bras de deux aides.

Pour placer le blessé sur le brancard (1), l'un le soutiendra sous les aisselles, l'autre par les jambes ou par le bassin en soutenant les jambes.

Le placer doucement, la tête un peu élevée. L'un des aides, le plus expérimenté, donne les ordres : « Enlevez. Posez doucement. » Prendre les extrémités du brancard à la main et non autrement. Marcher en rompant le pas. Se reposer, s'il le faut, en posant le brancard délicatement à terre. (Exercice si c'est possible.)

Mêmes précautions pour le transport sur une chaise. (Exercice.)

Mêmes précautions pour le transport à bras (on ne peut aller loin).

Mêmes précautions pour le transport par les aisselles et les jambes ou avec les mains entrelacées. (Exercice.)

Le blessé est arrivé dans un endroit propice, clos. Chasser les curieux. Le placer sur un lit en attendant le médecin. S'il est chez lui, le déshabiller. N'enlever que les vêtements qui peuvent l'être sans craindre de léser l'endroit blessé. Avec soin, déboutonner tout. Procéder avec ordre, une manche après l'autre, sans hâte, vêtement à vêtement. Ne pas faire d'effort au niveau des parties malades. Couper ou mieux découdre. Ne rien arracher.

Ne pas trop chercher à faire un diagnostic exact qui

(1) Voir ci-après les moyens de transport (7e leçon).

est généralement fort difficile et causerait des souffrances inutiles.

Contusions. — Simple meurtrissure des tissus. La peau est intacte ou à peu près. Ecchymoses. Sont quelquefois aussi douloureuses que des lésions plus graves. Donc, éviter d'y toucher. Mettre la partie à l'air libre.

Compresses propres d'alcool camphré coupé de quantité égale d'eau.

Recouvrir de taffetas gommé.

Éviter toute compression.

Plonger le membre dans de l'eau fraîche.

Fractures. *Définition.* — Nous les supposons sans plaie. Ne pas chercher la mobilité.

Colonne vertébrale : Transport encore plus doux. Attendre médecin.

Côtes : Le blessé peut marcher le plus souvent.

Crâne : Comme pour vertèbres.

Clavicule : Mettre le membre supérieur en écharpe. Confection de l'écharpe. Insister. (Exercice.)

Bras, avant-bras : id.

Cuisse, jambe : Attelles ou gouttières. Disposer attelle, maintenue par deux ou trois mouchoirs ou serviettes.

Ne pas toucher aux vêtements.

Si on n'a pas d'attelles, se servir d'une canne, parapluie, ce qu'on trouve. (Exercice.)

Luxations : *Définition.* — Surtout ne pas toucher. Exemple de la luxation du pouce rendue irréductible par manœuvres inopinées.

Luxation de l'épaule : Membre éloigné du tronc. Ne pas rapprocher. Écharpe. Compresses.

Luxation du coude, poignet : Écharpe. Compresses.

Luxation de la hanche et autres : Rares.

Entorses : Foulures : *Définition.*— Le blessé remue le membre malade. Possibilité de s'en servir. La jointure est gonflée. Ecchymose.

Poignet : Compresses. Immobiliser, avec des bandes ou un mouchoir.

Cou-de-pied : Tremper le pied dans de l'eau froide. Compresses comme pour contusions. Réclamer l'immobilité.

QUATRIÈME LEÇON

Hémorrhagies de toute espèce. — Plaies. — Arrêt du sang. — Pansements. — Cartouches. — Antisepsie.

L'antisepsie jouant un rôle énorme dans la chirurgie moderne et l'infection première d'une plaie étant un accident parfois irréparable, chaque secouriste sera toujours porteur d'une cartouche de pansement (sorte de petit portefeuille), du modèle adopté par le Ministère de la Guerre.

Hémorrhagies : A la suite des accidents, deux genres d'hémorrhagie : interne, externe.

Interne : { Saignement du nez ;
Crachement de sang ;
Vomissement de sang ;

Saignement du nez : Mettre le malade, la tête élevée, penchée en avant.

Compresses très froides sur le nez.

Boucher les narines en les pinçant avec les doigts.

Faire élever les bras en l'air.

Si le sang coule toujours, faire le tamponnement antérieur, c'est-à-dire, bourrer les narines avec ce qu'on aura sous la main, à condition que ce soit très propre, au besoin employer les pièces de pansement préparés dans la cartouche.

Crachement, vomissement de sang.

Coucher le malade, sur le côté. Repos et silence absolus de la part du malade.

Compresses très froides sur la poitrine (crachement), sur le creux de l'estomac (vomissement).

Boissons très froides. Faire avaler de la glace, si possible, par petits morceaux.

En cas d'abondance extrême, poser un lien serré à la racine des quatre membres.

Hémorrhagies externes :

De trois sources $\begin{cases} \text{artérielle,} \\ \text{veineuse,} \\ \text{capillaire.} \end{cases}$

1° Dans l'artérielle le sang donne un jet régulièrement saccadé, qui s'arrête quand on comprime au-dessus.

2° Dans la veineuse, jet non saccadé, qui s'arrête quand on comprime au-dessous.

3° Dans la capillaire, saignement en nappe.

À chacune de ces hémorrhagies s'adressent les moyens spéciaux, applicables seulement par le médecin.

On ne doit demander au secouriste que l'arrêt temporaire.

Pour toute hémorrhagie, quelle qu'elle soit, *ne jamais employer le perchlorure de fer* ; s'abstenir de toutes les pratiques ridicules, comme application de poussières, de toile d'araignée. C'est sale et dangereux.

Une seule méthode, la compression avec ses procédés divers, sert à arrêter les hémorrhagies.

Pour l'hémorrhagie capillaire l'application d'un pansement un peu serré suffit à arrêter l'écoulement sanguin.

Pour l'hémorrhagie artérielle ou veineuse, un doigt appliqué sur l'endroit même d'où sort le sang et maintenu en place avec une certaine force. On peut, entre le doigt et la plaie interposer une pièce de pansement ou un peu d'amadou, mais très propre.

La compression peut se faire au-dessus de la plaie pour l'hémorrhagie artérielle, au-dessous pour la veine, sur le trajet du vaisseau à l'aide d'un corps quelconque fortement appliqué à l'aide d'un lien ou une bande dite hémostatique.

On produit ainsi le même effet qu'un petit instrument nommé *tourniquet*, composé d'une pelote maintenue en place par un bracelet et qu'une vis permet d'appliquer de plus en plus fortement sur le point choisi.

Si l'hémorrhagie résiste et menace de devenir abondante, un lien (mouchoir, serviette, ceinture, etc.), très fortement serré, arrête l'hémorrhagie, en arrêtant toute circulation.

Mais une telle constriction, bienfaisante par son effet immédiat, ne peut se maintenir au delà d'une demi-heure sans compromettre la vitalité du membre.

Plaie : Le premier secours en cas de plaie est simple: ne jamais la laisser à l'air. Il faut la recouvrir, à sec, du pansement de la cartouche, maintenu par un mouchoir, serviette, etc.

Ne jamais employer d'arnica ou autre solution.

Toute plaie saigne. Si elle est compliquée d'hémorrhagie, faire comme précédemment.

Si la plaie est salie, ou remplie de corps étrangers, faire, avec soin, le nettoyage, mais en veillant à ne se servir que d'eau non seulement très propre, mais autant que possible d'eau de source, à défaut d'eau bouillie ou filtrée, et de préférence d'une solution d'acide phénique à 2 %.

Si l'on a à panser une plaie au voisinage de l'œil, protéger celui-ci. Pas d'acide phénique sur l'œil même, en cas de plaie ; se contenter d'acide borique à 4 %.

CINQUIÈME LEÇON

Syncope. — Asphyxie. — Convulsions. — Aliénation mentale. — Accouchement sur la voie publique.

Syncope : *Définition* : Suspension plus ou moins longue et plus ou moins complète des battements du cœur.

Variétés : Faiblesses. Vertiges. Lipothymies.

Soins : 1° Coucher le malade horizontalement ;

2° Desserrer tous vêtements ou liens autour du cou, poitrine, ventre ;

3° Favoriser l'arrivée de l'air par ouverture des fenêtres (lieux clos) ou en écartant les personnes présentes (dans la rue) ;

4° Aspersions énergiques d'eau fraîche ;

5° Frictions sur les tempes et région du cœur avec alcool, vinaigre, etc. ;

6° Placer sur les narines, ammoniaque, éther, etc.;

7° Si le corps est froid, réchauffer par frictions générales ; enveloppement dans la flanelle ; boules d'eau chaude ; surtout aux pieds ;

8° Le malade revenu à lui, administrer une boisson cordiale ;

9° En cas d'ivresse, faire boire, par gorgées, de l'eau sucrée additionnée d'acétate d'ammoniaque (1 cuillerée à café pour un verre d'eau).

Asphyxie : *Définition* : Arrêt de la respiration accompagné d'un aspect violacé de la face et des extrémités avec état de mort apparente pouvant aboutir lentement à la mort définitive.

Division :

1° Insuffisance d'air
{ submersion ;
{ suffocation ;
{ strangulation.

2° Altération de l'air
{ oxyde de carbone et gaz d'éclairage ;
{ gaz des fosses d'aisances et égouts.

3° Froid et chaleur.

Submersion : 1° Placer le noyé sur le côté droit pour favoriser la sortie de l'eau ; abaisser de temps en temps la tête. Jamais de suspension par les pieds.

2° Replacer sur le dos et favoriser la réapparition de la respiration par pressions méthodiques et alternatives sur les côtés de la poitrine. Tenir la bouche ouverte.

3° Si, au bout de quelques minutes la respiration ne se rétablit pas, transporter le noyé bien enveloppé, la tête un peu élevée, au poste de secours.

4° Si le malade respire, le réchauffer par frictions, objets chauds promenés sur le corps.

Frictionner doucement et longtemps la plante des pieds et la paume des mains.

5° Faire avaler quelques gouttes d'eau-de-vie et le placer dans un lit chauffé. Surveiller.

Strangulation ou suffocation : 1° Détacher immédiatement ou couper le lien qui entoure le cou, de même pour les vêtements qui gênent la respiration.

2° Placer le corps sur un lit de paille ou feuilles, la tête et la poitrine élevées, dans un milieu aéré et tempéré.

3° Appliquer des linges froids sur le front. Sinapismes et frictions aux extrémités.

4° Pressions intermittentes sur la poitrine.

5° Boissons : eau tiède alcoolisée.

Vapeur de charbon et gaz d'éclairage : 1° Porter le malade à l'air ou faire entrer de l'air immédiatement dans la pièce.

2° Appliquer des sinapismes aux jambes. Eau froide sur la face.

3° Pratiquer la respiration artificielle d'une façon continue et prolongée.

4° Coucher le malade dans un lit bassiné, tête élevée, donner des boissons chaudes.

Gaz des fosses d'aisances et d'égouts : *Précautions à prendre avant de descendre dans la fosse.*

a) Faire provision d'air pur par une forte inspiration ;

b) N'y séjourner que quelques instants ;

c) Se faire attacher par une corde.

Soins : 1° Exposer l'asphyxié au grand air ;

2° Le débarrasser de ses vêtements et laver son corps avec une solution de sulfate de cuivre ;

3° S'il fait des efforts de vomissements, les favoriser par chatouillement de la gorge ;

4° Respiration artificielle et soins comme précédemment.

Froid : 1° Enveloppement dans des couvertures, de la paille, du foin, etc.

2° Éviter d'approcher du feu (chambre sans feu) ;

3° Déshabiller le malade et le couvrir de compresses d'eau glacée ;

4° Frictions avec de la neige ;

5° Quand la connaissance est revenue, placer dans un lit non chauffé jusqu'à ce que la chaleur naturelle soit revenue ;

6° Faire avaler de l'eau froide alcoolisée.

Chaleur : 1° Transporter dans un lit frais, tête élevée ;

2° Enlever les vêtements qui gênent la respiration ;

3° Linges mouillés sur la tête et sinapismes aux jambes ;

4° Eau fraîche acidulée par gorgées.

Convulsions : *Définition* : Etat particulier, précédé ordinairement de chute ou perte de connaissance, dans lequel l'individu atteint présente une rigidité complète ou partielle, ou se livre à des mouvements involontaires et désordonnés. (Yeux retournés. Ecume à la bouche. Poings serrés.)

Soins : 1° Empêcher la personne malade de se faire du mal ; protéger surtout la tête ;

2° Défaire tous liens qui peuvent gêner la respiration ou la circulation ;

3° Application d'eau fraîche sur le front et les tempes.

Le tout, en attendant l'arrivée d'un moyen de transport qui permette de placer le malade sur un matelas ou un lit.

Aliénation mentale : Empêcher le fou :

1° De faire mal aux autres ;

2° De se faire mal à lui-même (suicide).

Employer des moyens doux, la persuasion avec un fou tranquille.

Employer des moyens énergiques avec un fou furieux.

Accouchement sur la voie publique : 1° Si des douleurs violentes annoncent un accouchement très prochain, faire transporter au plus vite à l'hôpital.

2° Si l'accouchement est en train de se faire : *a*) placer la femme allongée sur le dos (banc) ; *b*) recevoir l'enfant pour qu'il ne se fasse pas de mal et que le cordon ne soit pas tiraillé.

3° Si l'accouchement est fait :

a) Couper le cordon entre deux ligatures, si possible ;

b) Faire respirer l'enfant en débarrassant sa bouche des mucosités et en le frictionnant énergiquement. L'envelopper ensuite.

c) Bien couvrir la mère et la faire transporter, au plus tôt, à l'hôpital après lui avoir fait prendre un cordial.

SIXIÈME LEÇON

Brûlures. — *Morsures.* — *Piqûres venimeuses.*

1° **Brûlures** : *Définition* : Destruction de la peau et des parties sous-jacentes, par le feu ou par des substances caustiques.

Division :

A. { Brûlures superficielles n'intéressant que l'épiderme ;
Brûlures profondes : le derme, l'hypoderme, et même les muscles sont atteints.

B. { Brûlures par le feu ;
id. par des liquides bouillants ;
id. par des substances caustiques : liquides : (acides, alcalis, vitriol, esprit de sel, acide nitrique) solides : (phosphore, potasse).

Aspect de la peau : Simple rougeur. Soulèvement de l'épiderme. Épanchement de sérosité.

Douleurs vives. Syncope réflexe. Destruction des tissus. Formation d'eschares.

Conduite à tenir : 1° Quand la brûlure est *localisée*, se borner à faire une onction huileuse si elle est causée par le feu ou l'eau bouillante ; si elle est causée par une substance caustique, ne faire l'onction huileuse qu'après s'être débarrassé de cette substance, par des lavages très abondants à l'eau froide. Lorsque la substance caustique est solide, la première chose à faire, bien entendu, est de l'enlever.

2° Quand la brûlure est *étendue*, enlever les vêtements avec précaution pour éloigner de la peau les substances caustiques dont ils sont imbibés ; puis, après avoir lavé à grande eau, faire des onctions huileuses simples ou même d'huile phéniquée à 1 % ou enduire les parties brûlées de vaseline simple ou boriquée à 4 %.

Avoir toujours soin de ne pas arracher l'épiderme. S'il y avait un soulèvement de l'épiderme produit par un épanchement de sérosité, on pourrait évacuer le liquide en pratiquant quelques piqûres d'aiguille dans l'épiderme soulevée ; mais, dans aucun cas, il ne faut enlever la peau soulevée.

2° **Morsures :** *Morsures de chien, de cheval :*

$$\text{Accidents à craindre} \begin{cases} \text{phlegmon (symptômes).} \\ \text{rage} \qquad\qquad \text{id.} \\ \text{tétanos} \qquad\quad \text{id.} \end{cases}$$

Conduite à tenir : Si on est sûr que l'animal n'est pas malade, faire saigner la plaie, puis pratiquer des lavages complets à l'eau aussi chaude que possible, préalablement bouillie, ou mieux avec une solution saturée d'acide borique ou phéniquée à 2 1/2 %.

Si l'animal est inconnu ou seulement douteux, pratiquer immédiatement une cautérisation au fer rouge dans tous les points atteints par la morsure ;

Si l'animal est enragé ou soupçonné de rage, envoyer le blessé à l'Institut Pasteur pour y subir le traitement par les injections de virus rabique atténué.

Lorsqu'on emploie la succion pour faire saigner la plaie, il faut ne pas être atteint soi-même de syphilis avec plaques muqueuses de la bouche et s'assurer que le malade n'est pas syphilitique.

Les cautérisations au nitrate d'argent, à l'ammoniaque, à l'eau phéniquée forte ne doivent pas être employées ; elles sont inefficaces et pourraient, par la confiance qu'elles inspirent, amener des conséquences fatales.

3° **Piqûres venimeuses des serpents, insectes :** Ligature du membre. Faire saigner la plaie par succion. Cautérisation au fer rouge. Pansement antiseptique. Injections sous-cutanées de permanganate de potasse autour de la piqûre.

SEPTIÈME LEÇON

Transport des blessés et des malades. — Brancards et voitures spéciales. — Maladies contagieuses.

Il a été question, à la 3ᵉ leçon, des précautions à prendre pour le transport d'un malade ou blessé, soit par brancard, soit sur une chaise, soit à bras.

Nous allons indiquer quels sont les moyens employés, jusqu'ici, par l'administration, à Paris, pour faciliter les transports.

Jusqu'en 1881, l'administration ne possédait que des brancards à bras. Ce genre de brancards, tout le monde le connait : il se compose d'une toile et de deux montants en bois à poignée que deux hommes placés, l'un en avant, l'autre en arrière, portent à la main, au moyen d'une bricole ou de bretelles. Le brancard a quatre pieds et quatre montants ; ceux-ci servent à tendre, au-dessus du corps de la personne, une toile de tente qui l'abrite de l'intempérie de l'air, de la pluie, du soleil, et, en même temps, de la curiosité du public.

La tête du malade repose sur un coussin ; et, souvent même, le brancard possède un matelas dont le dessus est recouvert de toile cirée, afin d'en faciliter le lavage en cas d'hémorrhagie ou autre.

En 1881, un autre moyen de transport a été proposé et adopté. Il s'agit de brancards roulants ou à roues. Plusieurs systèmes ont été admis depuis ; mais le principe est le même. Le brancard, proprement dit, au lieu d'être porté par deux porteurs, repose sur un chariot qu'une seule personne fait manœuvrer. De là, économie d'argent par l'emploi d'un seul porteur et économie de temps, le chariot permettant un très prompt et facile transport d'un point à un autre. Un autre avantage existe : le malade est moins secoué et son transport plus rapide abrège ses souffrances.

Les roues sont caoutchoutées. Malheureusement, l'administration ne possède encore que 25 brancards de ce genre, pour Paris. Ils sont placés dans différents postes de police, concurremment avec le brancard à bras.

Le seul inconvénient que présentent ces véhicules, c'est qu'ils sont un peu encombrants pour des postes de police, déjà très exigus ; et le défaut d'espace de ces postes, ne permet pas d'en établir un plus grand nombre dans Paris. On pourra, sans doute, trouver d'autres emplacements.

Il existe également, à Paris, une troisième organisation de transport. Nous voulons parler des « *Ambulances urbaines* », service créé par une société privée et dû à l'initiative du Dr Nachtel.

Ce service est spécialement destiné aux victimes d'accidents, de maladies subites ou de tentatives de meurtres ou de suicides, survenant sur la voie publique ou dans les lieux publics ; dans les ateliers, théâtres, chantiers, casernes, en cas d'incendie, etc., etc. Cette société possède deux voitures qui sont remisées à l'hôpital Saint-Louis, relié, téléphoniquement, avec trois postes de police et 25 officines de pharmaciens.

Lorsqu'un blessé ou un malade est transporté dans une de ces pharmacies ou bien dans un des trois postes de police, on peut téléphoner ainsi : « *Envoyez tout de suite une ambulance, rue...., n°....* » sans autre explication.

La voiture se transporte aussitôt à l'endroit indiqué

et conduit le malade ou blessé, soit à un hôpital, soit à domicile.

Les brancards à bras, à roues et les « ambulances urbaines » ne peuvent servir à transporter une personne décédée. Il existe, à cet effet, des voitures dites fourgons, remisées dans chaque poste central de police (Mairies).

Nous avons dit que jusqu'en 1881, le brancard à bras était seul en usage ; on s'en servait aussi bien pour transporter les blessés de la voie publique que les malades de toutes sortes ; aussi, reconnut-on bientôt qu'il y avait un grand danger à se servir de ce moyen, lorsqu'on se trouvait en présence d'un cas de maladie contagieuse, telle que la variole, la fièvre typhoïde, la scarlatine, la diphtérie (croup) et la diarrhée cholériforme.

En effet, il était assez difficile de désinfecter la toile du brancard, la couverture de laine et autres effets inhérents au brancard ; il eût fallu les plonger, à cet effet, dans une solution antiseptique, ce qui aurait eu l'inconvénient d'altérer profondément ce matériel.

D'autre part, le public faisait également usage des voitures de place pour transporter, sans distinction de maladie, une personne à un hôpital. Il va sans dire que la même voiture qui avait servi au transport d'une personne, atteinte de maladie contagieuse, pouvait être occupée par un autre voyageur quelques instants après. Une désinfection sérieuse de la voiture aurait été, du reste, impraticable.

En présence des dangers pouvant résulter de cet état de choses, pour la santé publique, la Préfecture de police, chargée du service des secours publics dans le département de la Seine, voulut s'inspirer de ce qui existait à l'étranger et chercha quels pouvaient être les modes de transport des malades, exempts des inconvénients inhérents au système employé jusqu'alors. Les villes de Londres (Angleterre) et de Milan (Italie) possédaient déjà des voitures spéciales appelées *Ambulances* et des-tinées à transporter les individus, atteints de maladies transmissibles, à l'hôpital qui leur était affecté.

Une voiture, qui devait être bientôt mise en usage à Bruxelles (Belgique), parut remplir le double but à at-teindre : commodité du transport et facilité de la désin-fection. Ce fut ce modèle que la Préfecture de police adopta. Elle en possède, actuellement, six qui sont re-misées : 2 à l'Hôtel-Dieu, 2 à l'hôpital Saint-Louis, et 2 rue Dombasle, en réserve.

Cette voiture peut contenir un malade couché sur brancard ou bien quatre malades assis. Pour le malade couché, la voiture est munie, à l'intérieur, de coulisses qui permettent de conduire et de faire glisser facilement les bras du brancard ordinaire. Celui-ci est aussitôt sus-pendu au moyen de lanières en cuir avec ressorts à bou-dins, de façon à amortir les chocs et les secousses. C'est là une excellente condition de transport. Dans la posi-tion du malade assis, la partie postérieure du brancard est relevée et fixée au plafond de la voiture ; puis deux banquettes sont abaissées de chaque côté pour permettre aux malades de s'asseoir.

L'intérieur de la voiture n'est garni d'aucune étoffe, de sorte qu'on peut facilement laver et désinfecter. On y a ménagé, d'un côté, un tuyau pour la chaufferette au char-bon dont les gaz se dégagent ainsi à l'extérieur. La voi-ture est également munie de boules d'eau chaude et de couverture pendant l'hiver. Elle est fermée, mais éclai-rée, sur chaque côté, et en arrière, par des ouvertures closes au moyen de glaces.

Dimension de la voiture : 2 mètres de longueur, 1 m. 20 de largeur et 1 m. 70 de hauteur.

Après chaque transport, la voiture est rigoureusement désinfectée par un lavage au sublimé.

Donc, si la personne atteinte d'une maladie contagieuse ne peut recevoir à domicile les soins nécessaires, si elle ne peut être isolée, notamment si plusieurs personnes habitent la même chambre, elle doit être transportée à l'hôpital, dans un service spécial. Les chances de guérison sont alors plus grandes et la transmission de la maladie n'est pas à redouter.

Le transport devra toujours être fait dans une de ces voitures spéciales mises *gratuitement* à la disposition du public. A Paris, l'envoi de la voiture sera demandé soit dans les commissariats ou les postes de police, soit à la Préfecture de police (service des épidémies).

En 1884, ces 6 voitures ne suffisaient plus à assurer le transport des cholériques : la Préfecture de police y suppléa en faisant approprier une trentaine de fiacres.

Un autre service de voitures, appelées « *Ambulances municipales* », fut créé, en 1887, par la Préfecture de la Seine. Ces voitures, en assez grand nombre, sont remisées dans deux stations : l'une, 6, rue de Staël (15e arrondissement) et l'autre, 21, rue de Chaligny (12e arrondissement). Ces deux stations sont reliées au réseau téléphonique public. Le service est assuré jour et nuit.

On peut utiliser ces voitures pour le transport des malades ou blessés à leur domicile ou à une gare, ainsi que pour le transport des contagieux : Il suffit d'indiquer, d'abord, le genre de maladie.

Un des avantages de ces voitures, c'est qu'elles permettent à une infirmière de se tenir à l'intérieur, de telle sorte que le malade n'est pas seul. Le brancard dont on se sert, dans ces voitures, est un lit-fauteuil, en fer pliant ; aussi, le malade y est-il plutôt assis que couché. Le système d'articulation de ce brancard permet d'aller prendre le malade dans sa chambre et de le descendre dans des escaliers étroits. Mais on s'accorde à reconnaître que cet appareil étant très lourd, le brancardier préfère, le plus souvent, aller prendre le malade dans ses bras et le descend ainsi jusqu'à la voiture. Le même inconvénient existe pour les voitures de la Préfecture de police, dont le brancard non articulé ne permet pas d'aller chercher le malade dans l'appartement. On se sert alors d'une chaise ou fauteuil.

Les voitures sont désinfectées après chaque transport.

Deux infirmières sont attachées à chaque dépôt de voitures, avec la mission d'accompagner les malades, une infirmière de garde couche la nuit à la station. Cochers et infirmières sont revêtus de costumes spéciaux qui sont, après chaque transport, désinfectés à l'étuve dont est muni chaque dépôt.

Voici ce qui se passe alors : A la tête de chaque établissement est placé un surveillant-chef qui est logé. Le téléphone est installé dans le bureau du surveillant-chef.

A son arrivée au dépôt, l'infirmière qui a accompagné un malade, quel qu'il soit, quitte la blouse et son bonnet. Le cocher quitte également sa longue blouse. Ces effets, ainsi que le lit et le matelas ayant servi au transport, sont immédiatement placés dans l'étuve pour être désinfectés au moyen de la vapeur d'eau surchauffée à 113° centigrades. Cocher et infirmière procèdent à toutes les ablutions antiseptiques dans un cabinet spécialement affecté à chacun d'eux. La voiture est lavée avec une solution de bichlorure de mercure au 1/1000°. Le cheval subit également ce lavage.

Cocher, infirmière, cheval et voiture ne peuvent pénétrer dans le dépôt proprement dit qu'après ces opérations.

D'autre part, des étuves à désinfection pour le service public fonctionnent, dans plusieurs hôpitaux et dans les asiles de nuit de la rue du Château-des-Rentiers et de la rue des Récollets.

Des voitures spéciales contenant des enveloppes épaisses et closes sont destinées à aller chercher à domicile les objets qu'il s'agit de passer à l'étuve. Une autre voiture, un autre cheval, et un personnel spécial sont chargés de rapporter à domicile les effets désinfectés.

Le personnel de la désinfection se charge, également, d'opérer la désinfection des locaux contaminés. Il opère au moyen d'une pulvérisation d'une solution de sublimé.

Ce service, ainsi que le transport des malades, est absolument *gratuit*.

Comme on le voit, l'administration (Préfecture de la Seine ou Préfecture de police) fait tous ses efforts pour assurer la santé publique dans la ville de Paris et les plus rigoureuses précautions sont prises en vue d'éviter des risques de contagion. Des médecins sont, du reste, chargés par la Préfecture de police de surveiller ce service.

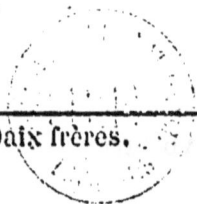

Clermont (Oise). — Imp. Daix frères.

SOCIÉTÉ

DES

SECOURISTES FRANÇAIS

(Autorisée par arrêté du Préfet de police du 28 décembre 1892)

〜〜〜

SIÈGE SOCIAL : 4, rue Antoine-Dubois, 4

〜〜〜

EXTRAIT DES STATUTS

〜〜〜

ARTICLE PREMIER

Il est fondé, à Paris, une Société qui porte le nom de *Société des Secouristes français*.

ARTICLE 2.

Elle a pour but de répandre à Paris, les notions des premiers soins à donner aux blessés et malades sur la voie publique, et de constituer un personnel capable d'organiser les secours, dans les cas d'urgence, avant l'arrivée du médecin.

ARTICLE 3.

La Société se compose de membres fondateurs perpétuels, de membres fondateurs et de membres adhérents.

Sont membres fondateurs perpétuels, ceux qui versent une somme de cent francs une fois donnée, membres fondateurs ceux qui versent une cotisation annuelle de dix francs, et membres adhérents ceux qui paient une somme annuelle de deux francs.

〜〜〜

Pour les renseignements, écrire à M. ALBIN ROUSSELET, secrétaire-général de la Société, 4, rue Antoine-Dubois.

Clermont (Oise). — Imprimerie Daix Frères.

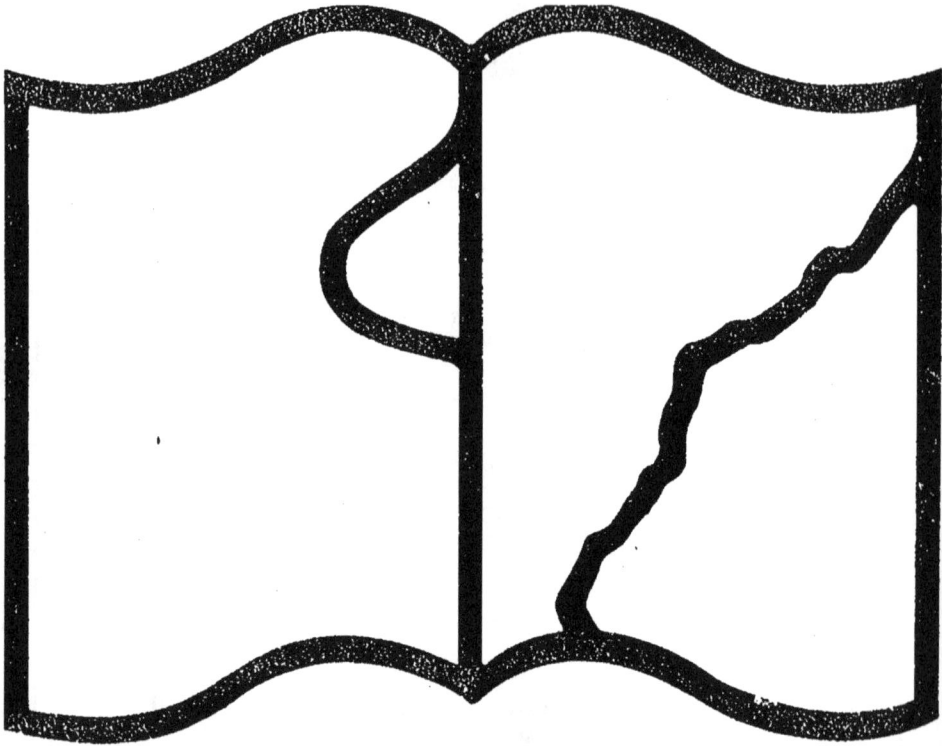

Texte détérioré — reliure défectueuse

NF Z 43-120-11